EXERCÍCIOS TERAPÊUTICOS NAS FASES DA REABILITAÇÃO DO PACIENTE COM SEQUELAS DO AVC

Editora Appris Ltda.
1.ª Edição - Copyright© 2024 dos autores
Direitos de Edição Reservados à Editora Appris Ltda.

Nenhuma parte desta obra poderá ser utilizada indevidamente, sem estar de acordo com a Lei nº 9.610/98. Se incorreções forem encontradas, serão de exclusiva responsabilidade de seus organizadores. Foi realizado o Depósito Legal na Fundação Biblioteca Nacional, de acordo com as Leis nos 10.994, de 14/12/2004, e 12.192, de 14/01/2010.

Catalogação na Fonte
Elaborado por: Josefina A. S. Guedes
Bibliotecária CRB 9/870

E966e 2024	Exercícios terapêuticos nas fases da reabilitação do paciente com sequelas do AVC / Laila Cristina Moreira Damázio (org.). – 1. ed. – Curitiba: Appris, 2024. 85 p. : il. ; 21 cm. – (Geral).
	Vários autores. Inclui referências. ISBN 978-65-250-6552-6
	1. Fisioterapia. 2. Acidente vascular cerebral. 3. Reabilitação. I. Damázio, Laila Cristina Moreira. II. Título. III. Série.
	CDD – 616.81

Livro de acordo com a normalização técnica da ABNT

Appris editora

Editora e Livraria Appris Ltda.
Av. Manoel Ribas, 2265 – Mercês
Curitiba/PR – CEP: 80810-002
Tel. (41) 3156 - 4731
www.editoraappris.com.br

Printed in Brazil
Impresso no Brasil

Laila Cristina Moreira Damázio
(org.)

EXERCÍCIOS TERAPÊUTICOS NAS FASES DA REABILITAÇÃO DO PACIENTE COM SEQUELAS DO AVC

Appris editora

Curitiba, PR
2024

FICHA TÉCNICA

EDITORIAL	Augusto Coelho
	Sara C. de Andrade Coelho

COMITÊ EDITORIAL

Ana El Achkar (Universo/RJ)
Andréa Barbosa Gouveia (UFPR)
Antonio Evangelista de Souza Netto (PUC-SP)
Belinda Cunha (UFPB)
Délton Winter de Carvalho (FMP)
Edson da Silva (UFVJM)
Eliete Correia dos Santos (UEPB)
Erineu Foerste (Ufes)
Fabiano Santos (UERJ-IESP)
Francinete Fernandes de Sousa (UEPB)
Francisco Carlos Duarte (PUCPR)
Francisco de Assis (Fiam-Faam-SP-Brasil)
Gláucia Figueiredo (UNIPAMPA/ UDELAR)
Jacques de Lima Ferreira (UNOESC)
Jean Carlos Gonçalves (UFPR)
José Wálter Nunes (UnB)
Junia de Vilhena (PUC-RIO)

Lucas Mesquita (UNILA)
Márcia Gonçalves (Unitau)
Maria Aparecida Barbosa (USP)
Maria Margarida de Andrade (Umack)
Marilda A. Behrens (PUCPR)
Marília Andrade Torales Campos (UFPR)
Marli Caetano
Patrícia L. Torres (PUCPR)
Paula Costa Mosca Macedo (UNIFESP)
Ramon Blanco (UNILA)
Roberta Ecleide Kelly (NEPE)
Roque Ismael da Costa Güllich (UFFS)
Sergio Gomes (UFRJ)
Tiago Gagliano Pinto Alberto (PUCPR)
Toni Reis (UP)
Valdomiro de Oliveira (UFPR)

SUPERVISORA EDITORIAL	Renata C. Lopes
PRODUÇÃO EDITORIAL	Bruna Holmen
REVISÃO	Sabrina Costa
DIAGRAMAÇÃO	Ana Beatriz Fonseca
CAPA	Carlos Pereira
REVISÃO DE PROVA	Jibril Keddeh

Dedicamos esta obra aos estudantes, professores, pesquisadores, pacientes, cuidadores, familiares e outros profissionais que tenham envolvimento e interesse pelas áreas de reabilitação de pacientes com sequelas de AVC.

AGRADECIMENTOS

Aos pacientes, familiares e cuidadores que acreditaram nos efeitos positivos dos exercícios terapêuticos na reabilitação.

Aos estudantes da área de saúde que contribuíram para o desenvolvimento dos capítulos deste livro e incentivaram no desenvolvimento desta obra.

Aos familiares e amigos que estimularam e encorajaram o nosso desempenho ao realizar esta valorosa tarefa.

SUMÁRIO

INTRODUÇÃO 11

CAPÍTULO 1
ACIDENTE VASCULAR CEREBRAL E SUAS FASES 13
Allison Luiz da Silva
Priscilla Moura de Oliveira
Laila Cristina Moreira Damázio

CAPÍTULO 2
EXERCÍCIOS TERAPÊUTICOS FUNCIONAIS 17
Eduarda Rufino de Almeida
Nhattyele das Graças Silva
Vitor Gabriel de Paiva
Laila Cristina Moreira Damázio

CAPÍTULO 3
EXERCÍCIOS TERAPÊUTICOS NA FASE INICIAL
OU FASE AGUDA DO AVC 25
Alaísa Christian de Aguiar
Graciele de Cassia Sandim
Maria Fernanda Martins de Souza
Tatiana Maria Rios Moraes
Miguel Henrique dos Reis
Laila Cristina Moreira Damázio

CAPÍTULO 4
EXERCÍCIOS FUNCIONAIS TERAPÊUTICOS
NA FASE INTERMEDIÁRIA OU SUBAGUDA DO AVC 49
Ana Lívia Teixeira
Miguel Henrique dos Reis
Laila Cristina Moreira Damázio

CAPÍTULO 5
EXERCÍCIOS FUNCIONAIS TERAPÊUTICOS NA FASE TARDIA OU CRÔNICA DO AVC 63

Alice Grazioti Silva Dias
Pedro José Rocha do Carmo e Mello Alves
Miguel Henrique dos Reis
Laila Cristina Moreira Damázio

CAPÍTULO 6
PERSPECTIVAS TERAPÊUTICAS NO AVC 75

Bianca de Paula Pires Nascimento
Bruna Eduarda Moreira Gonçalves
Camila Helora Neves Silva
Leonardo Antonio Jaques Resende
Marluana Mercês de Carvalho
Laila Cristina Moreira Damázio

SOBRE OS AUTORES 81

INTRODUÇÃO

O livro *Exercícios terapêuticos nas fases da reabilitação do paciente com sequelas do AVC* é um livro com seis capítulos, sendo que o primeiro capítulo trata das causas, sintomas e fases do AVC; o segundo capítulo trata dos principais exercícios terapêuticos funcionais utilizados na prática clínica; no terceiro capítulo é abordado exercícios terapêuticos na fase aguda do AVC, em que a hemiplegia do paciente poderá limitar a execução dos exercícios de forma independente; o quarto capítulo aborda sobre os exercícios funcionais terapêuticos na fase intermediária ou subaguda do AVC, em que o paciente poderá apresentar hemiparesia facilitando a execução dos exercícios de forma independente; o quinto capítulo aborda sobre os exercícios funcionais terapêuticos na fase tardia ou crônica do AVC, em que o paciente apresenta maior independência funcional e poderá executar os exercícios de forma dinâmica e independente; e, finalmente, o sexto capítulo aborda sobre as perspectivas terapêuticas no tratamento do paciente com AVC, em que serão apresentadas estratégias terapêuticas variadas, incluindo a utilização de tecnologias na reabilitação destes pacientes. Assim, todos os capítulos do livro buscam apresentar de forma clara e sequencial as estratégias terapêuticas nas fases do AVC, exemplificando para a prática clínica os exercícios mais funcionais e dinâmicos para o tratamento dos pacientes.

CAPÍTULO 1

ACIDENTE VASCULAR CEREBRAL E SUAS FASES

Allison Luiz da Silva
Priscilla Moura de Oliveira
Laila Cristina Moreira Damázio

O Acidente Vascular Cerebral (AVC), também conhecido como Acidente Vascular Encefálico (AVE), é caracterizado pela interrupção ou obstrução do fluxo sanguíneo arterial para uma área do encéfalo, tendo consequências variadas, dependendo de vários fatores como a localização, a extensão da lesão, as condições de vida e a saúde do paciente, e pode causar diferentes graus de deficiências neurológicas, levando ao acometido, e limitações de suas capacidades cognitivas e funcionais, como a fala e a coordenação motora (Gandra, 2010).

O AVC pode acometer homens e mulheres em qualquer faixa etária, sendo os idosos os mais acometidos, com maior ênfase para os maiores de 65 anos, em que após essa idade a probabilidade de ocorrência dobra a cada década. Sendo uma das principais causas de morte no mundo, é precedido por cardiopatias em geral e pelo câncer (Reis et al., 2008).

Os fatores de risco que envolvem o AVC podem ser classificados como: não modificáveis, modificáveis e potenciais. Dentre os fatores não modificáveis estão: ser idoso, ser do sexo masculino, ter baixo peso ao nascimento, ser negro, ter história familiar recorrente de AVC, ter história pregressa de AIT (ataque isquêmico transitório) e condições genéticas como anemia falciforme. Os fatores modificáveis são: hipertensão arterial sistêmica, tabagismo, diabetes mellitus, dislipidemia e fibrilação atrial. Já os fatores de risco potenciais são: sedentarismo, obesidade, uso de contraceptivo oral, terapia de reposição hormonal, alcoolismo e uso de drogas (Reis et al., 2008).

A fisiopatologia do AVC é decorrente de alterações no fluxo sanguíneo, desencadeando obstrução ou rompimento nas regiões que irrigam o encéfalo. Existem dois tipos de AVC: o isquêmico e o hemorrágico. No AVC isquêmico ocorre obstrução de uma artéria, impedindo a passagem de oxigênio para as células cerebrais que acabam morrendo. Isso pode ocorrer como resultado de uma aterosclerose, que é o acúmulo de placas de gordura nas paredes das artérias; trombose, que é a formação de um coágulo; e embolia, que é um coágulo de sangue em outra parte do corpo e é transportado por via sanguínea até o cérebro. No caso do AVC hemorrágico, o fluxo sanguíneo é interrompido devido ao rompimento de um vaso sanguíneo no cérebro. Este tipo de AVC é causado devido a hipertensão arterial não tratada, aneurisma ou malformação arteriovenosa. Acontece que o sangue extravasa do vaso lesionado e causa danos às células cerebrais circundantes, levando a sintomas semelhantes aos do AVC isquêmico.

As manifestações clínicas do AVC podem variar dependendo da área do cérebro lesionada e da extensão dos danos causados. Os sintomas podem aparecer de forma abrupta ou gradualmente ao longo do tempo. Alguns dos sintomas mais comuns são: fraqueza, dormência ou paralisia em um lado do corpo, incluindo face, braço e perna. Pode ocasionar problemas de fala ou compreensão da fala; dificuldade em caminhar, tontura ou perda de equilíbrio; alterações visuais, como visão dupla ou perda de visão em um ou ambos os olhos; dor de cabeça súbita e intensa sem uma causa conhecida; dificuldade em engolir; confusão mental, desorientação ou dificuldade em concentrar-se.

REFERÊNCIAS

GANDRA, J. D. Fatores de risco para ocorrência de acidente vascular encefálico em indivíduos de 0 a 20 anos. 2010. Trabalho de Conclusão de Curso (Pós-Graduação em Enfermagem Hospitalar – Saúde Cardiovascular)

– Universidade Federal de Minas Gerais, Belo Horizonte, 2010. Disponível em: https://repositorio.ufmg.br/bitstream/1843/BUBD-9JUQQV/1/monografia_j_liaduartegandra_enf.hospitalar.pdf. Acesso em: 17 fev. 2023.

REIS, L. A. et al. Prevalência e padrão de distribuição do acidente vascular encefálico em idosos submetidos a tratamento fisioterapêutico no município de Jequié, BA. Revista Brasileira de Geriatria e Gerontologia, v. 11, n. 3, p. 369-378, 2008.

CAPÍTULO 2

EXERCÍCIOS TERAPÊUTICOS FUNCIONAIS

Eduarda Rufino de Almeida
Nhattyele das Graças Silva
Vitor Gabriel de Paiva
Laila Cristina Moreira Damázio

Sabe-se que os pacientes que foram acometidos com AVC possuem limitações funcionais que podem afetar suas Atividades de Vida Diárias (AVD's), sendo que essas limitações podem ser afetadas de várias maneiras, uma vez que depende da gravidade e a área do cérebro acometida (Ferla; Grav; Perico, 2015). As perdas funcionais mais clássicas em pacientes com AVC estão diretamente ligadas à paralisia e paresia, principalmente do lado contralateral à lesão; às alterações de coordenação e equilíbrio que podem aumentar o risco de queda; às alterações sensoriais como perda da sensibilidade e parestesia; e às alterações cognitivas e perda da independência (Junior et al., 2022).

É importante que esses pacientes que sofreram AVC tenham acesso ao tratamento fisioterapêutico o mais precoce possível, uma vez que a realização de exercícios funcionais pode melhorar o prognóstico e a sua qualidade de vida (Boaventura, 2009).

Os benefícios da prática de exercícios funcionais incluem a prevenção de complicações secundárias como contraturas, encurtamentos musculares, rigidez articular, restauração das AVD's, bem como vestir-se, pentear o cabelo, escovar os dentes, andar e realizar suas tarefas (Chaiyawat et al., 2009). O fortalecimento muscular promove estabilização corporal, melhora do equilíbrio e coordenação motora visando reduzir os riscos de quedas; melhora do condicionamento cardiorrespiratório; redução da ansiedade e depressão, associada à melhora da autonomia e autoestima (Paprocka-Borowicz et al., 2021). O estímulo ao sistema nervoso promove a plasticidade cerebral e recuperação das funções acometidas pelo AVC.

Os exercícios devem ser iniciados assim que as condições clínicas do paciente estejam estáveis e devem ser prescritos de forma individualizada e supervisionada por profissionais de saúde como fisioterapeutas, terapeutas ocupacionais, médicos e enfermeiros. Os exercícios na fase aguda podem incluir posicionamento adequado na cadeira de rodas e no leito, bem como mudança de decúbitos e postura para prevenir úlceras de pressão; incentivo à movimentação para melhora da circulação sanguínea e redução das contraturas musculares e rigidez articular; estimulação neural precoce e mobilizações passivas (Chaiyawat et al., 2012).

Os exercícios na fase subaguda são iniciados alguns dias após o AVC e são essenciais para a melhora da funcionalidade e qualidade de vida. Alguns exercícios auxiliam nessa fase como: mobilização ativa assistida, incentivando o paciente a realizar os movimentos dos membros inferiores e superiores como fletir cotovelos e joelhos e mudanças de decúbitos; exercícios resistidos para fortalecimento da musculatura com o uso de halteres, tornozeleiras e elásticos; treinamento do equilíbrio para reduzir riscos de quedas; exercícios na posição de pé com apoio bipodal e unipodal; sentar e levantar e fazer transferências da cama pra cadeira; treinamento de marcha com dispositivos auxiliares como andadores, bengalas e muletas; ainda devem ser incluídos exercícios para treinamento das AVD's e coordenação motora para realização das atividades do dia a dia e exercícios aeróbicos leves como caminhada, exercício em bicicletas ergométricas e ciclo ergômetros para melhora cardiovascular (Bastos; Martins; Faria, 2021).

A fase crônica do AVC é a fase mais tardia, em que o paciente sofreu a lesão e as recuperações cognitivas decaem consideravelmente, muitas vezes ficam com lesões mentais e físicas a depender da gravidade. Dessa maneira, a fisioterapia entra estimulando a neuroplasticidade para que o paciente consiga recuperar as funções afetadas. Exercícios funcionais são indispensáveis na reabilitação e na melhoria da funcionalidade, fornecendo melhor qualidade de vida ao paciente. A intensidade de cada exercício deve ser direcionada individualmente de acordo com as restrições e necessidades de cada indivíduo (Silvia; Ramos, 2022).

O treino de marcha, equilíbrio e coordenação motora podem ser feitos após a realização de testes que quantifiquem as passadas, largura do passo, tempo de caminhada, número de obstáculos percorridos, entre outros. O exercício de fortalecimento e mobilidade (ganho de amplitude) dos membros superiores e inferiores melhoram a funcionalidade motora para realização das atividades do dia a dia. Assim, podem utilizar faixas elásticas, halteres e realizar resistência passiva caso o paciente não consiga realizar o movimento ativo (Rhyu; Rhi, 2021).

O treinamento do equilíbrio é essencial para evitar quedas e recuperação da postura para atividades funcionais cotidianas como colocar roupa no varal e alcançar um copo de água, sendo que esses exercícios podem ser adaptados de acordo com a disfunção do paciente (Telles; Cahebo; Sosa, 2020).

Exercícios que podem ser realizados nas fases da reabilitação:

Figura 1 – Exercício deitado de rotação de tronco para dissociação na fase inicial ou aguda

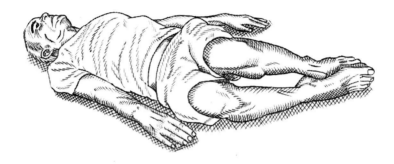

Fonte: ilustrado por Miguel Henrique dos Reis

Figura 2 – Treino de rotação e decúbito lateral do corpo – transferência de decúbito dorsal para lateral esquerdo e direito, na fase inicial ou aguda

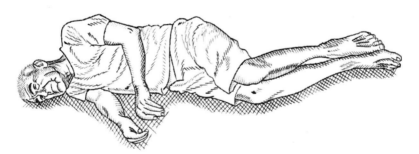

Fonte: ilustrado por Miguel Henrique dos Reis

Figura 3 – Deitado empurra e puxa a bola realizando extensão e flexão do joelho, na fase inicial ou aguda

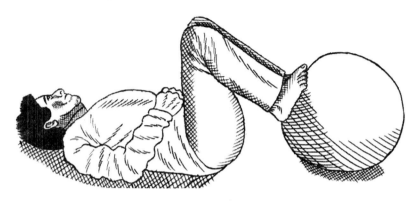

Fonte: ilustrado por Miguel Henrique dos Reis

Figura 4 – Exercício de flexão de quadril e joelho sem peso, na fase intermédia ou subaguda

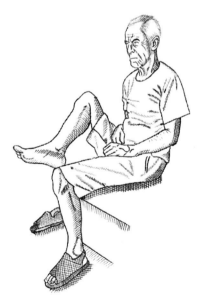

Fonte: ilustrado por Miguel Henrique dos Reis

Figura 5 – Fortalecimento de adutores de quadril com travesseiro entre as pernas, na fase intermédia ou subaguda

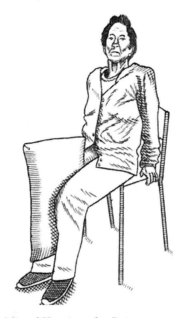

Fonte: ilustrado por Miguel Henrique dos Reis

Figura 6 – Exercício de ponte com a bola para fortalecimento de glúteo máximo e quadríceps e transferência de peso, na fase crônica ou tardia

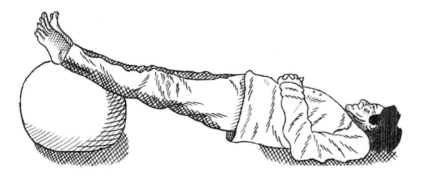

Fonte: ilustrado por Miguel Henrique dos Reis

Figura 7 – Exercício de ponte unilateral com a outra perna estendida sem peso, na fase crônica ou tardia

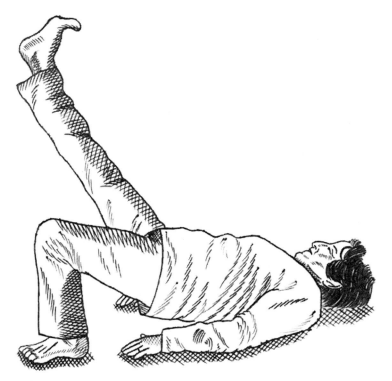

Fonte: ilustrado por Miguel Henrique dos Reis

REFERÊNCIAS

BASTOS, V. S.; MARTINS, J. C.; FARIA, C. D. C. de M. Preferência de exercícios de indivíduos acometidos pelo acidente vascular cerebral usuários da atenção básica de saúde. **Fisioterapia e Pesquisa**, v. 28, n. 3, p. 261-266, 2021. Disponível em: https://doi.org/10.1590/1809-2950/20008528032021. Acesso em: 22 fev. 2024.

BOAVENTURA, Luiz Carlos. O papel da fisioterapia no acidente vascular cerebral. **ComCiência** [online], n. 109, 2009. ISSN 1519-7654.

CHAIYAWAT, P.; KULKANTRAKORN, K. Effectiveness of home reha-bilitation program for ischemic stroke upon disability and quality of life: a randomized controlled trial. **Clin Neurol Neurosur**, v. 114, p. 866-70, 2012. Disponível em: http://dx.doi.org/10.1016/j.clineuro.2012.01.018. Acesso em:

FERLA, F. L.; GRAV, M.; PERICO, E. Fisioterapia no tratamento do con-trole de tronco e equilíbrio de pacientes pós AVC. **Revista Neurociências**, [s. l.], v. 23, n. 2, p. 211-217, 2015. DOI: 10.34024/rnc.2015.v23.8028. Disponível em: https://periodicos.unifesp.br/index.php/neurociencias/article/view/8028. Acesso em: 22 fev. 2024.

JUNIOR, Dalberto Lucianelli et al. A informação é a principal ferramenta para diminuir a grande incidência de Acidente Vascular Cerebral-AVC e seus agravos na população/Information is the main tool to reduce the high incidence of Cerebral Vascular Accident-CVA and its problems in the population. **Brazilian Journal of Health Review**, v. 5, n. 1, p. 88-94, 2022.

PAPROCKA-BOROWICZ, M. *et al*. Influence of Physical Activity and Socio-Economic Status on Depression and Anxiety Symptoms in Patients after Stroke. **International Journal of Environmental Research and Public Health**, v. 18, n. 15, p. 8058, 2021. Disponível em: https://doi.org/10.3390/ijerph18158058. Acesso em: 22 fev. 2024.

RHYU, H. S.; RHI, S. Y. Efeitos do treinamento em diferentes superfícies de apoio sobre o equilíbrio e desempenho da marcha em hemiplegia por acidente vascular cerebral, **Revista Brasileira de Medicina do Esporte**, v. 27, n. 6, p. 592-596, 2021. Disponível em: https://doi.org/10.1590/1517-8692202127062020_0089. Acesso em: 22 fev. 2024.

SILVIA, S. S. da; RAMOS, J. M. Exercício Físico e a neuroplasticidade encefálica em paciente pós acidente vascular encefálico isquêmico: um estudo de caso. **Revista Sociedade Brasileira de Atividade Motora Adaptada**, Marília, v. 23, n. 2, p. 211-232, jul./dez. 2022.

TELLES, Y. E.; CAHEBO, A. N. S.; SOSA, O. P. Reabilitação física dos pacientes com acidente vascular cerebral diagnosticados com hemipare-sia. **Revista Cubana de Medicina Militar**, v. 49, n. 1, p. 112-136, 2020.

CAPÍTULO 3

EXERCÍCIOS TERAPÊUTICOS NA FASE INICIAL OU FASE AGUDA DO AVC

Alaísa Christian de Aguiar
Graciele de Cassia Sandim
Maria Fernanda Martins de Souza
Tatiana Maria Rios Moraes
Miguel Henrique dos Reis
Laila Cristina Moreira Damázio

O AVC, geralmente, causa limitações motoras funcionais nos membros superiores, prejudicando movimentos de alcance. Nesses casos, podem ser realizados treinos de alcance unimanuais e bimanuais. A conduta unimanual possibilita neuroplasticidade do lado afetado e ativação cortical bilateral das áreas motoras, auxiliando para a melhora dos movimentos na fase inicial (aguda). Já a conduta bimanual também é fundamentada na ativação bilateral dos lados cerebrais e auxilia as vias ipsilaterais que não foram afetadas. Essas condutas podem ser criadas pelo fisioterapeuta. Exemplos de condutas unimanuais e bimanuais são: elevar somente o membro afetado ao tentar tocar o objeto (unimanual); elevar os dois membros ao tentar tocar o objeto (bimanual) (Carvalho *et al.*, 2019).

A fase inicial do AVC é classificada também como fase aguda e representa a necessidade de um programa de reabilitação precoce, logo após a lesão, ainda nessa fase para prevenir complicações posteriores e reduzir o risco de sequelas, pois assim pode haver a recuperação de grande parte das funções que compõem domínios do autocuidado, da atividade motora e da sensibilidade proprioceptiva (Gagliardi *et al.*, 2001).

A princípio, é imprescindível, na unidade hospitalar e no regresso à casa, que haja um planejamento terapêutico eficaz junto à equipe multidisciplinar para a recuperação funcional dos pacientes acometidos por AVC como forma de apoio e reinserção destes pacientes na comunidade. O processo de reabilitação, na fase aguda, inicia-se quando o paciente já se encontra estável no ambiente hospitalar, em que o profissional de fisioterapia responsável vai desempenhar um papel fundamental na recuperação precoce dos déficits, selecionando os estímulos adequados que propiciem a recuperação das funções sensório-motoras, além de maximizar a capacidade funcional dos pacientes (Faria *et al.*, 2016).

As habilidades motoras são impulsionadas pela capacidade do nosso cérebro de se adaptar e organizar. Um plano de reabilitação eficiente deve fazer uso desse potencial, o paciente deve ter uma participação ativa, demonstrando interesse pelo que foi proposto para que assim ele tenha um aprendizado motor ideal (Carr; Shepherd, 1987).

Para um desenvolvimento ideal, é necessário trançar estratégias em que o feedback está presente e pode ocorrer de duas formas: a intrínseca, na qual o paciente responde naturalmente ao movimento; e a extrínseca, que o fisioterapeuta fornece. Em fase inicial do AVC, o paciente está em tempo de moldar seu aprendizado motor e o fisioterapeuta deve instruir a orientação por meio de pistas verbais e manuais. Para um direcionamento e obtenção de um feedback intrínseco, as informações visuais são uma opção, pois assim é possível que o paciente observe o movimento. É importante essa troca dos feedbacks para observar as respostas do movimento e evitar que o paciente tenha dependência do fisioterapeuta. A fase associativa é necessária para o aprimoramento dos movimentos em que se utiliza as informações proprioceptivas por meio do contato manual, postura antigravidade, movimentos de tamborilamento e resistência à tração leve (Voss *et al.*, 1985).

No programa de reabilitação, a avaliação prognóstica das incapacidades e dos déficits encontrados nos pacientes como nível de consciência, disfagia, dor, transtornos cognitivos emocionais e de comportamento, déficit motor e de sensibilidade, além de déficit de mobilidade e transtornos do sentido, de visão, da fala e linguagem são determinantes para a escolha da intensidade da reabilitação, do tipo de acometimento e da condição e capacidade de resistência física de cada indivíduo, tendo em vista a possibilidade dos ganhos funcionais para uma melhor recuperação (Cecatto; Almeida, 2010).

Os objetivos da fisioterapia e sua adequação no processo de reabilitação na fase aguda devem compreender como o corpo e a mente do paciente acometido se encontram e é bastante importante saber em que momento ele demonstra incapacidades que podem comprometer a sua vida diária. A fase aguda é considerada o estágio flácido em que ocorre uma hipotonia com perda sensorial mais severa, levando em consideração o déficit motor principal, denominado hemiplegia ou paresia, que é a perda de força completa ou parcial na metade oposta do lado em que ocorreu a lesão, desencadeando fraqueza dos músculos responsáveis por sustentar o ombro, gerando subluxação com dores e inchaços. Na parte inferior do lado do corpo ocorre acometimento com fraqueza e flacidez perceptíveis (Martins *et al.*, 2015).

No processo de recuperação motora na fase inicial após o AVC, a mobilização passiva e precoce, geralmente realizada por fisioterapeutas nas primeiras 24 horas e nos 14 dias subsequentes, são escolhas mais eficazes para a reabilitação dos pacientes com AVC. Assim, os tratamentos terapêuticos da fase aguda, bem como seus respectivos exercícios, compreendem aqueles que são capazes de estimular o movimento de punhos e antebraço, articulações dos joelhos e planta dos pés, além de exercícios respiratórios para fortalecimento dos músculos expiratórios e prevenção do acúmulo de secreções. As mudanças de decúbito são realizadas a cada duas horas para prevenção das úlceras (ABMFR, 2012).

O estímulo para que o paciente fique fora da cama é essencial e é indicado que sejam realizadas sessões continuamente, com duração de uma hora, evitando, assim, contraturas musculares e que o paciente fique ainda mais dependente dos cuidados de outros (Cecatto; Almeida, 2010).

Para o ganho de amplitude de movimento, prevenção e tratamento da subluxação do ombro, contraturas e deformidades, além de manutenção e ganho de força muscular, prevenção de trombose venosa profunda, prevenção das dores articulares e melhora da propriocepção, do equilíbrio e do tônus muscular são indicados exercícios neurofuncionais que propiciem os movimentos iniciais e favoreçam os ganhos para a recuperação, sendo recomendado que sejam feitos de forma contínua, três vezes ao dia, 15 séries para cada manobra, e, na maioria das vezes, após seis meses de atendimento, o paciente recupera grande parte de seus movimentos (ABMFR, 2012).

Entre alguns exercícios estão:

1. *Mobilidade do ombro e do braço*: quando o paciente não apresenta nenhuma recuperação da força, o braço sadio auxilia o lado afetado na movimentação. A orientação inicial é que o paciente entrelace os dedos do lado afetado e o polegar fique livre, sendo importante para que não ocorra pressão sobre o polegar com hiperextensão e movimento inadequado dos dedos. O paciente então é orientado a elevar os braços na altura das orelhas e acima da cabeça e que retorne para a posição de início. Dessa forma, o lado sadio tende a ajudar o lado afetado. O objetivo desse exercício é fazer com que o movimento com os dedos entrelaçados impeça a sensação dolorosa no ombro, pois ao levantar o braço acima da linha dos ombros, a articulação realiza e permite o giro mesmo sem a força do membro superior (ABMFR, 2012).

Figura 8 – Exercício de flexão e extensão de ombro com cotovelos estendidos utilizando a mão sadia como auxílio

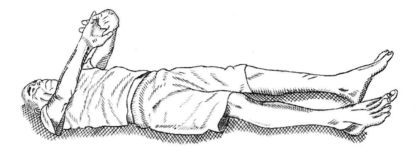

Fonte: ilustrado por Miguel Henrique dos Reis

Figura 9 – Exercício de flexão e extensão do ombro com auxílio da mão sadia

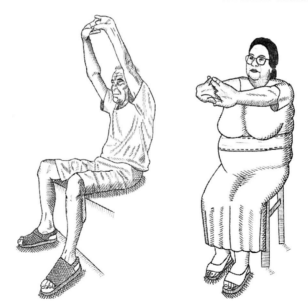

Fonte: ilustrado por Miguel Henrique dos Reis

2. *Fortalecimento dos músculos posteriores da região da perna*: o exercício de ponte pode sustentar o peso do lado afetado em que o lado sadio vai auxiliá-lo fazendo a força desse movimento. O paciente é orientado a fixar os pés e joelhos na maca ou chão e elevar seu quadril fazendo o movimento de ponte. Com isso, o paciente pode ter uma primeira experiência de sustentação de peso do lado afetado e estimula a movimentação para passagem da posição de sentado para de pé, além de manter o alinhamento postural (Piassaroli et al., 2012).

Figura 10 – Realização de ponte para fortalecimento de glúteo máximo e transferência de peso em membros inferiores

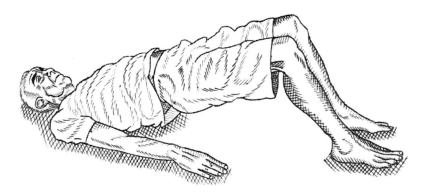

Fonte: ilustrado por Miguel Henrique dos Reis

3. *Fortalecimento dos músculos do quadril*: o paciente na posição deitado ou sentado dobra as pernas de modo que os pés fiquem unidos pela planta dos pés. É colocado um elástico entre as pernas na altura do joelho e o paciente é orientado a fazer o movimento de adução e abdução dos quadris (Ovando et al., 2010).

Figura 11 – Fortalecimento de abdutores de quadril na posição sentado com elástico

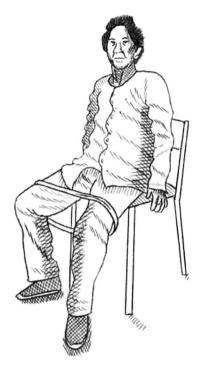

Fonte: ilustrado por Miguel Henrique dos Reis

4. *Fortalecimento dos músculos das pernas e braços*: com a utilização de halteres na perna e no braço acometido, o paciente na posição deitada faz a flexão e extensão, movimentando ao mesmo tempo o membro inferior e superior. O paciente ainda deitado é estimulado a fazer o autoalongamento com as mãos entrelaçadas. O fisioterapeuta orienta o paciente a subir e descer os braços. Nesse exercício, o lado saudável auxilia o lado acometido a realizar os movimentos. Também é possível realizar com o auxílio de uma minibicicleta condicionada à perna afetada, posicionando o pé na bicicleta. Ambas as pernas vão se movimentar de modo que as duas auxiliam e movimentam e, caso o grau de força esteja

bem prejudicado, o profissional fisioterapeuta poderá dar o suporte necessário visando o equilíbrio motor nesse movimento de pedal. É indicado o pedal também na posição sentado, em que a perna acometida pode ser segurada por um elástico na linha do joelho para auxiliar o movimento (Ovando *et al.*, 2010).

Figura 12 – Exercício de flexão de quadril e joelho com e sem peso deitado

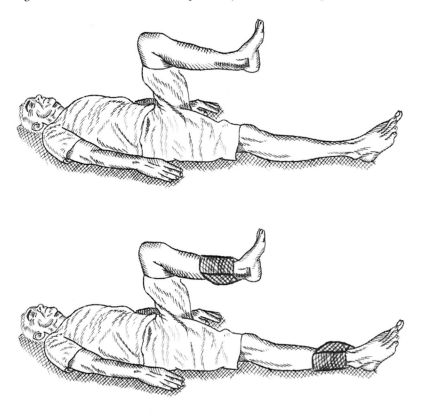

Fonte: ilustrado por Miguel Henrique dos Reis

5. *Realizar as transferências* para que o paciente saia da cama para a cadeira, e da cadeira para a cama, como também deambular pela casa, com o objetivo de o paciente aprender a fazer suas atividades diárias (Ovando *et al.*, 2010).

Figura 13 – Mudança de posição – deitado para sentado e sentado para deitado

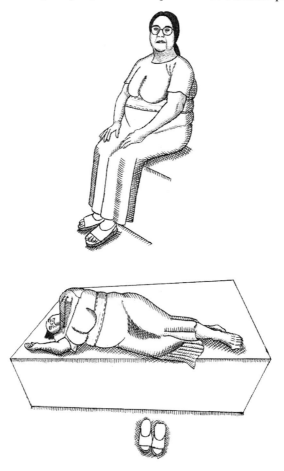

Fonte: ilustrado por Miguel Henrique dos Reis

6. *Alongamento na posição sentado*: levando-se em consideração que para se levantar, o paciente deve mudar para a posição de lado, trazer as pernas para fora e passar para a posição sentado, os pés devem ser posicionados no chão e o paciente realiza o movimento de inclinação do tronco mantendo os braços estendidos ao longo do corpo. Ele é orientado a transferir o peso para um lado e para o outro, mantendo o braço estendido durante o movimento; pode ser feito também para frente e para trás na posição com as mãos entrelaçadas e os braços estendidos. O objetivo desse exercício é transferir o peso entre os lados, dando sustentação, e transferência de peso para o lado afetado, enquanto o paciente mantém uma posição de alongamento do braço (Ovando *et al.*, 2010).

Figura 14 – Exercício de fortalecimento dos músculos extensores da coluna vertebral com a bola e alongamento da cadeia anterior do pescoço e tórax

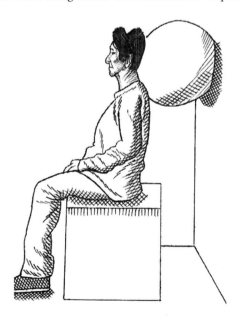

Fonte: ilustrado por Miguel Henrique dos Reis

Figura 15 – Alongamentos dos músculos posteriores de membros inferiores – isquiotibiais e tríceps sural na posição sentado com elástico

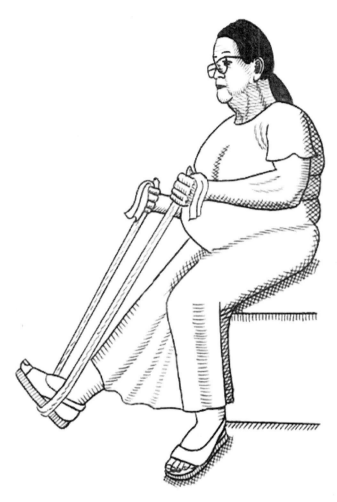

Fonte: ilustrado por Miguel Henrique dos Reis

Figura 16 – Exercícios sentado de transferência de peso

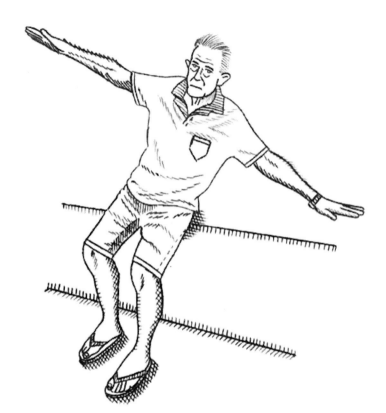

Fonte: ilustrado por Miguel Henrique dos Reis

7. *Exercícios ativos*: o paciente disposto em uma cadeira vai passar para a posição de pé levantando e realizando o ajuste correto da posição. O paciente sentado na cadeira com os joelhos semiflexionados traz o tronco à frente e com os braços estendidos e as mãos entrelaçadas realiza a inclinação do tronco e transfere o peso para ponta dos pés. Caso o paciente precise de auxílio, pode apoiar a região anterior do tronco ou da coluna. Ele é orientado a empurrar a mão contra a superfície da mesa e seguir para

a posição em pé. Esse movimento faz com que ele chegue à posição ortostática com auxílio da mesa ou banco que usou como apoio. Ao voltar para a posição sentado, o paciente é orientado a direcionar a mão para o apoio com o tronco à frente, chegando novamente para a posição sentado. Tal exercício tem como objetivo colocar o paciente contra a ação da gravidade, em pé, e mais alto, exigindo dele um pouco mais de equilíbrio, para que adquira a capacidade de ficar em pé e caminhar nas primeiras etapas (Ovando *et al.*, 2010).

Figura 17 – Transferir o peso para frente e para trás com os dedos entrelaçados

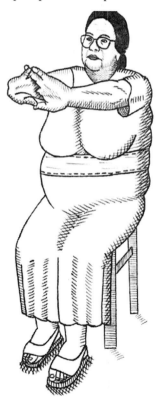

Fonte: ilustrado por Miguel Henrique dos Reis

Figura 18 – Treino de sentado para de pé com auxílio

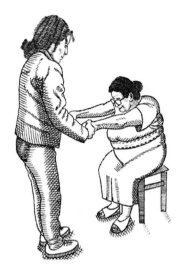

Fonte: ilustrado por Miguel Henrique dos Reis

Figura 19 – Exercício sentado para de pé sem auxílio das mãos

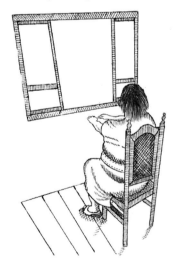

Fonte: ilustrado por Miguel Henrique dos Reis

8. *Equilíbrio*: exercícios ativos com o paciente em pé, fora do leito, em que ele é orientado a permanecer com uma perna só por um minuto. Esse exercício tem como objetivo ajudar o cérebro a reaprender novas estratégias de equilíbrio (Carvalho *et al.*, 2019).

Nessa fase já são importantes os exercícios de membros inferiores com gravidade reduzida, até contra a gravidade, utilizando as faixas de resistência, bem como exercícios de equilíbrio em pé, desde uma postura na largura dos ombros até uma postura escalonada, com os olhos abertos até os olhos fechados (Dorian *et al.*, 2017).

Figura 20 – Exercício de transferência de peso em pé na janela

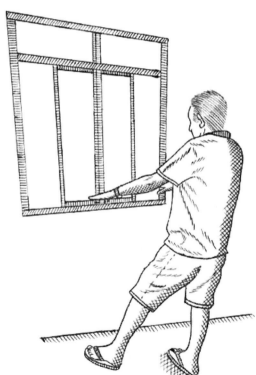

Fonte: ilustrado por Miguel Henrique dos Reis

Figura 21 – Treino de equilíbrio sem segurar no andador

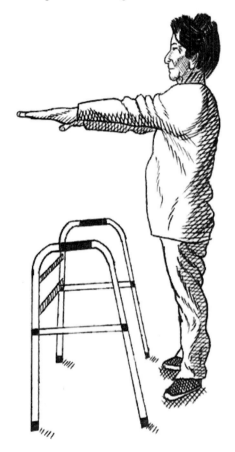

Fonte: ilustrado por Miguel Henrique dos Reis

9. *Estimular a propriocepção*: técnicas de tapping e de deslizamento com calor e frio, escovação, disco proprioceptivo, tábua basculante e exercícios táteis com diferentes texturas são indicados (Piassaroli *et al.*, 2012).

10. *Treino de transferências posturais*: se deslocar no leito ainda deitado, virar para o lado, deitado para sentado e vice-versa (Piassaroli *et al.*, 2012).

Figura 22 – Transferência de decúbito dorsal para lateral e sentado

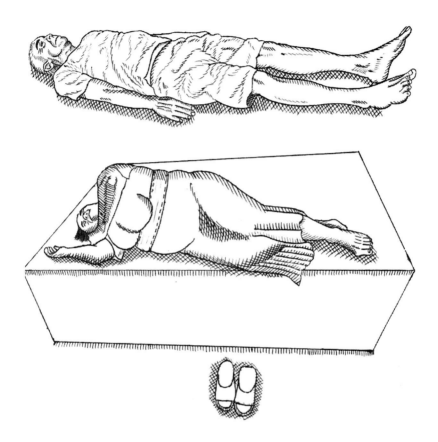

Fonte: ilustrado por Miguel Henrique dos Reis

11. *Auxílio na deambulação*: o treino de deambulação é importante para descarga de peso nos membros inferiores e treino do equilíbrio (Piassaroli *et al.*, 2012)

Figura 23 – Treino de marcha com andador

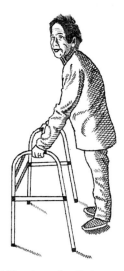

Fonte: ilustrado por Miguel Henrique dos Reis

Figura 24 – Treino de marcha com bengala de quatro apoios

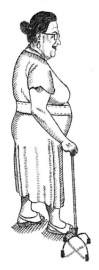

Fonte: ilustrado por Miguel Henrique dos Reis

12. *Treino de marcha suspensa*: treino entre barras paralelas e subir e descer degraus (ABMFR, 2012).

13. *Recuperar força e mobilidade nos braços e pernas*: abrir e fechar os braços à frente do corpo, caminhar em linha reta e alternando entre ponta dos pés e calcanhares, bicicleta ergométrica por quinze minutos variando resistência e distância alcançada, caminhar na esteira por dez minutos com auxílio do profissional responsável e equilibrar-se em uma perna só (Piassaroli *et al.*, 2012).

Figura 25 – Alonga a cadeia anterior realizando extensão da coluna e treino de equilíbrio

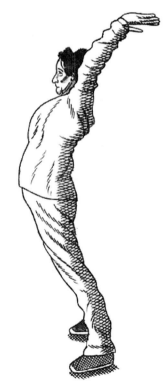

Fonte: ilustrado por Miguel Henrique dos Reis

Figura 26 – Exercícios de flexão e extensão de quadril e joelho na janela

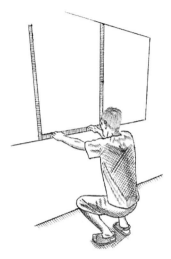

Fonte: ilustrado por Miguel Henrique dos Reis

Figura 27 – Treino de coordenação e mobilidade motora de membros inferiores estendendo e flexionando o joelho em cima da bola

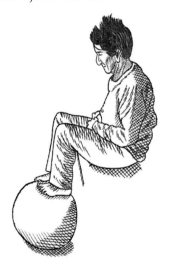

Fonte: ilustrado por Miguel Henrique dos Reis

14. *Melhorar a amplitude de movimento*: fazer alongamentos musculares (Santos *et al.*, 2012).

Figura 28 – Alongamento de músculos posteriores – isquiotibiais e tríceps sural com teraband e a bola puxando com as mãos

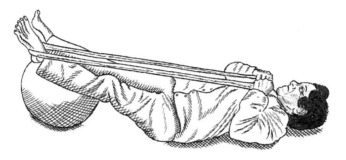

Fonte: ilustrado por Miguel Henrique dos Reis

Existem exercícios que também auxiliam na prevenção de complicações da fase aguda, da imobilidade e evita que o padrão de hipertonia seja instalado levando sempre em consideração o padrão e movimento que ele tem que adotar. São eles:

1. *Extensão de punho e flexão de dedos*: Em decúbito dorsal, deve-se posicionar o ombro e a coluna cervical mais alinhada e colocar o cotovelo do paciente estendido e o braço mais aberto. Isso favorece para uma posição mais funcional da mão, com os dedos semiestendidos, que impede que os músculos venham a ficar mais rígidos. É importante perceber o bom alinhamento do quadril evitando a rotação e permitindo que haja um melhor desenvolvimento da marcha (Santos; Oliveira; Piemonte, 2012).

1. *O paciente em decúbito lateral sobre o lado afetado*: Nessa posição o profissional coloca as mãos próximas aos ombros e próximo à escápula realizando um leve movimento de tração, com o ombro mais aberto e o cotovelo estendido

com a mão na posição funcional e os dedos semiflexionados e o punho levemente estendido. Nesta mesma posição, utiliza-se almofadas ou travesseiros como apoios para os membros inferiores, usando a posição de passo como se fosse subir um degrau. O lado afetado fica embaixo com o pé estendido. Agora, para o lado sadio, o paciente segue as mesmas orientações, mas com alguns travesseiros servindo de apoio para o membro superior acometido, como também para o membro superior (Dias; Marcelino; Viana, 2017).

Os exercícios terapêuticos devem ser muito bem selecionados por um profissional qualificado que forneça uma orientação correta do que deve ser feito no dia a dia do paciente e quais instrumentos e ferramentas devem ser utilizados na recuperação e no ganho de função. Não é indicado estimular a mão do paciente apertando a bolinha, pois depois da ocorrência do AVE a mão tende a ficar fechada e, ao apertar a bolinha, estimulará as mãos a se fechar ainda mais. Também é importante o cuidado ao utilizar bengala (Piassaroli *et al.*, 2012).

O treinamento jogando o peso para o lado afetado é bastante utilizado no início do processo de recuperação, pois estimula o cérebro com sensações de sensibilidade e, consequentemente, acontece as adaptações e a plasticidade (Ovando *et al.*, 2010).

Ao retornar à casa é importante as orientações terapêuticas para que o lado afetado seja estimulado nas atividades diárias, como no banho e nas refeições, utilizando o braço como apoio e colocando-o em cima da mesa ou do sofá (Dias; Marcelino; Viana, 2017).

Devido à ausência do controle motor e a inatividade do membro superior na fase inicial do AVC, a dor no ombro é uma das complicações comuns nos pacientes hemiplégicos, tanto no estágio flácido, quanto no espástico. O ombro doloroso pode surgir na primeira e segunda semana após o AVC, em que a fraqueza dos músculos causa subluxação glenoumeral inferior, levando à ocorrência de dor articular e dificuldade de movimentar o membro acometido. Para tanto, medidas terapêuticas realizadas de forma precoce, ainda no estágio flácido, têm como objetivo a prevenção dessa dor, com diminuição, melhora funcional e recuperação motora (Carvalho *et al.*, 2019).

Os exercícios indicados trabalham a mobilização de tecidos moles e articulações como forma de manter a integridade articular. Dentre eles, os mais indicados são a técnica de aplicação de ultrassom terapêutico de frequência de 1 MHz de modo contínuo e dosagem de 0,8 w/cm^2, cinesioterapia no membro lesionado, com mobilização passiva e exercícios ativos-assistidos com o ombro realizando movimentos de abdução, adução, flexão, extensão, rotação interna, rotação externa e circundução, e exercício autoassistido de flexão, extensão e movimentos circulares de membros superiores, durante 30 minutos, com paciente de decúbito dorsal (ABMFR, 2012).

São indicados movimentos para ativar a musculatura: movimentar a escápula com os ombros para cima, para baixo e lateralmente; ombro para frente, para o meio e para trás e para o meio novamente; os movimentos circulares para trás e para frente com indicação de três de dez repetições para cada movimento (Ovando, 2010).

REFERÊNCIAS

ABMFR – ASSOCIAÇÃO BRASILEIRA DE MEDICINA FÍSICA E REABILITAÇÃO. **Acidente Vascular Encefálico Agudo**: Reabilitação. 2012.

CARVALHO, A. A. de *et al.* Análise da ativação muscular durante o movimento de alcance nas condições ativo, ativo-assistido e autoassistido em pacientes pós-AVE. **Fisioteria e Pesquisa**, v. 26, n. 1, p. 31-36, 2019.

CECATTO, R. B.; ALMEIDA, C. I. O planejamento da reabilitação na fase aguda após o acidente vascular encefálico. **Acta Fisi**átrica, São Paulo, v. 17, n. 1, p. 37-43, 2010.

CARR, J.; SHEPHERD, R. **A motor relearning programme for stroke**. 2. ed. Oxford: Butterworth-Heinemann, 1987.

VOSS, D. *et al.* **Proprioceptive neuromuscular facilitation**. 3. ed. Philadelphia: Lippincott Williams & Wilkins, 1985.

DIAS, A. M.; MARCELINO, A. M.; VIANA, S. B. P. **Guia de posicionamento para cuidadores de pessoas acometidas por acidente vascular encefálico (AVE)**. Itajaí: Univali, 2017.

DORIAN, K. R. *et al.* Locomotor training and strength and balance exercises for walking recovery after stroke: response to number of training sessions. *Physical Therapy*, v. 97, n. 11, p. 1066-1074, 2017.

FARIA, A. C. A. *et al.* Percurso da pessoa com acidente vascular encefálico: do evento à reabilitação. **Revista brasileira de enfermagem – REBEn**, v. 521, n. 1, p. 524-527, 2016.

GAGLIARDI, R. G. *et al.* Primeiro consenso brasileiro do tratamento da fase aguda do acidente vascular cerebral. **Academia Brasileira de Neurologia**, São Paulo, 28 nov. 2001.

MARTINS, L. C. A. *et al.* A incidência da dor no ombro em pacientes hemiplégicos pós Acidente Vascular Cerebral. **Revista Movimenta**, v. 8, n. 2, p. 102-114, 2015.

ORRELL, A.; EVES, F.; MASTERS, R. Motor learning of a dynamic balancing task after stroke: Implicit implications for stroke rehabilitation. **Physical Therapy**, v. 86, n. 3, p. 369-380, 2006.

OVANDO, A. C. *et al.* Treinamento de marcha, cardiorrespiratório e muscular após acidente vascular encefálico: estratégias dosagens e desfechos. **Fisioterapia em Movimento**, v. 23, n. 2, p. 253-269, 2010.

PIASSAROLI, C. A. P. *et al.* Modelos de Reabilitação Fisioterápica em pacientes adultos com sequelas de AVC Isquêmico. **Revista Neurociências**, v. 20, n. 1, p. 128-137, 2012.

SANTOS, A. M. B.; OLIVEIRA, T. P.; PIEMONTE, M. E. P. Elaboração de um manual ilustrado de exercícios domiciliares para pacientes com hemiparesia secundária ao acidente vascular encefálico (AVE). **Fisioterapia e Pesquisa**, v. 19, n. 1, p. 2-7, 2012.

CAPÍTULO 4

EXERCÍCIOS FUNCIONAIS TERAPÊUTICOS NA FASE INTERMEDIÁRIA OU SUBAGUDA DO AVC

Ana Lívia Teixeira
Miguel Henrique dos Reis
Laila Cristina Moreira Damázio

Por volta de 40% dos pacientes com AVC portarão sequelas permanentes, necessitando de cuidados especiais e acompanhamento por equipe multidisciplinar, o que dificulta à execução de tarefas do dia a dia (Piassaroli *et al.*, 2012). Isso ocorre porque após o AVC, seja pela incapacidade ou pelas mudanças na rotina, o indivíduo passa a compor hábitos de vida sedentários. Sabe-se que o AVC e o sedentarismo alteram o sistema cardiovascular e a regulação do fluxo sanguíneo cerebral, o que pode explicar o risco para novos eventos cerebrovasculares (Ocamoto, 2022).

A reintegração social do paciente é um desafio que envolve todos os inseridos neste processo que necessita da adesão do paciente e dos cuidadores, além da precocidade do tratamento para a melhora do corpo afetado. Isso se justifica pelo fato de, tipicamente, a melhora funcional ser mais rápida durante os primeiros meses após o AVC (Piassaroli *et al.*, 2012).

Para que o tratamento desenvolva de maneira simultânea as áreas motoras, cognitivas, emocionais, sociais e familiares, as equipes deverão ser interdisciplinares. Mesmo com certas variações, é recomendada uma equipe mínima composta pelo médico fisiatra, fisioterapeuta, terapeuta ocupacional, psicólogo, enfermeiro, nutricionista e fonoaudiólogo. Ainda, outros profissionais como o pedagogo ou os educadores físicos também podem contribuir. Por fim, é indispensável pontuar que é com a fisioterapia que os ganhos funcionais poderão continuar por vários anos (Piassaroli *et al.*, 2012).

A fase intermediária pode começar em até 24 horas após o AVC e é um momento importante para completar a avaliação fisioterápica, que compreende uma extensa base de dados sobre diversos detalhes que dizem respeito ao paciente. Sempre que possível, o paciente e seus cuidadores devem participar de forma ativa na identificação e concordância com objetivos realistas e atingíveis da fisioterapia, em colaboração com todos os membros da equipe multiprofissional (Piassaroli *et al.*, 2012).

Pacientes na fase crônica do AVC têm a eficiência da proteção das vias aéreas inferiores comprometidas por alterações respiratórias, que, somadas às alterações posturais e na deglutição, demonstram a importância da avaliação integrada para futuras intervenções terapêuticas mais eficazes. A correlação entre essas alterações se deve ao fato desses sistemas utilizarem quase que totalmente as mesmas estruturas (Simão *et al.*, 2013).

Na fase aguda, ainda na fase hospitalar, o início do estímulo motor no paciente pode ser dificultado pela instabilidade hemodinâmica e neurológica que esses indivíduos comumente apresentam, fazendo com que eles permaneçam o tempo de internação restritos ao leito. Portanto, o início da mobilização segura na fase aguda pode contribuir para a melhora da função motora desses indivíduos (Ribeiro *et al.*, 2020).

Nos casos de AVC, tanto no 10º quanto no 28º dia, foi verificada uma melhora significativa dos sinais e sintomas dos pacientes. Os portadores de AVC apresentam maior dependência para se vestir e menor dependência para a "continência" no 3º, 10º e 28º dia. A maioria dos pacientes tinha incapacidade moderada, pois um percentual alto de pacientes não realiza fisioterapia durante a internação, mesmo que essa tenha sido prescrita. Após a saída do hospital, grande parte dos pacientes não procura algum serviço de Fisioterapia ambulatorial e não inicia tratamento fisioterapêutico em algum serviço, seja por dificuldade de transporte, indisponibi-

EXERCÍCIOS TERAPÊUTICOS NAS FASES DA REABILITAÇÃO
DO PACIENTE COM SEQUELAS DO AVC

lidade de um acompanhante, ausência de serviços de fisioterapia, desinteresse próprio e adaptação às próprias restrições. Ainda, há outros fatores relacionados como não prescrição médica, ausência de sequela motora relatada pelo paciente ou cuidador, dificuldades financeiras e impossibilidade de transferência de pacientes idosos acamados (Oliveira *et al.*, 2019).

Para contornar esse cenário, faz-se indispensável não apenas compreender a relação do AVC com o exercício físico, como também colocá-la em prática, já que ela é uma forte aliada para melhorar e manter a saúde ou a condição orgânica, o que proporciona uma melhora na qualidade de vida do indivíduo afetado. Somado a esse fator, o exercício físico tem enorme função sobre o organismo dos indivíduos que tiveram AVC, pois é capaz de influenciar na manutenção e melhoria da capacidade funcional (Almeida; Ferrarini; Andrade, 2022).

De início, é necessário pontuar que a relação estabelecida entre o paciente, a família e a equipe permite delinear o processo de reabilitação que propicia melhores resultados, principalmente quando é multiprofissional (Simão *et al.*, 2013).

A identificação das tarefas relacionadas com os movimentos funcionais que o paciente pode realizar independentemente é essencial para que ele participe ativamente em sua reabilitação. O estágio da alta e da transferência é um período crítico na reabilitação do paciente com AVC e requer conduta fisioterapêutica específica (Piassaroli *et al.*, 2012).

No caso de paciente hospitalizado ou internado na Unidade de Reabilitação de AVC, é preciso decidir se ele voltará para casa ou irá para uma casa de repouso. Para o paciente que irá a uma comunidade, é neste momento em que termina o contato formal com a fisioterapia (Piassaroli *et al.*, 2012).

Nesse estágio, a conduta na habilidade de transferência é uma característica importante. Para atingir o objetivo de manter as habilidades motoras quando o paciente estiver em casa, o fisioterapeuta deve fazer visitas à casa do paciente e estabelecer as metas no período da alta hospitalar. Ao sair do hospital, o contato regular com o fisioterapeuta deve continuar, seja de forma ambulatorial ou na comunidade.

Quando o paciente retorna para casa e permanece no sedentarismo, que talvez tenha sido uma das causas provocadoras do seu acidente vascular, é, agora, uma causa provável de um novo acidente (Piassaroli *et al.*, 2012).

A fisioterapia convencional é composta pela avaliação cinética funcional e pelos princípios da cinesioterapia, que tem o objetivo de identificar o quadro clínico em que o paciente se encontra e desenvolver programas de prevenção e educação. Dessa maneira, são empregadas técnicas voltadas para a recuperação das funções motoras comprometidas, além de minimizar as inflamações, as dores, as patologias agudas, crônicas e neurológicas, a rigidez articular e a regeneração de tecidos (Silva *et al.*, 2022).

Estudos demonstram que os benefícios da fisioterapia são voltados para a recuperação motora pós-AVC em membros superiores, que ocorre em qualquer tipo de treinamento, principalmente nos associados, quando comparados à ausência de algum tratamento. Dentre as terapêuticas que vêm sendo utilizadas nessa população, o treinamento orientado à tarefa, baseado no aprendizado motor das habilidades perdidas após o evento, consiste nas aquisições das habilidades funcionais no contexto particular do indivíduo, baseado em suas atividades da vida diária. Nos casos de AVC, a mobilização precoce pode reduzir complicações secundárias relacionadas ao tempo de internação, pois proporciona a saída do leito, evitando complicações respiratórias, além da recuperação motora e funcional do indivíduo. Com isso, há a possibilidade de se reduzir a taxa de mortalidade desses pacientes, que ocorre principalmente por infecções, dentre as mais relevantes, as causas respiratórias (Ribeiro *et al.*, 2020).

Quando comparadas ao grupo que realizou fisioterapia convencional, as pessoas que realizaram treinamento orientado à tarefa apresentaram melhora da mobilidade sem melhora na força muscular. Isso se justifica pelo fato de o treinamento orientado à tarefa ser responsável por mudanças neuroplásticas, por envolver situações motivadoras e desafiadoras, podendo haver repercussão na recuperação funcional dos indivíduos com AVC, modificando o incremento e a efetividade das sinapses nervosas. As atividades cerebrais, durante o treino específico à tarefa em indivíduos com AVC agudo, realizam ativações nervosas cerebrais em outras regiões, além do córtex motor primário, realizando um recrutamento precoce e generalizado destas outras regiões cerebrais na tentativa de reorganização dessa deficiência motora (Ribeiro *et al.*, 2020).

Exercícios que podem ser realizados nessa fase da reabilitação:

Figura 29 – Flexão e extensão do ombro segurando uma vassoura. Poderá colocar peso na evolução do exercício

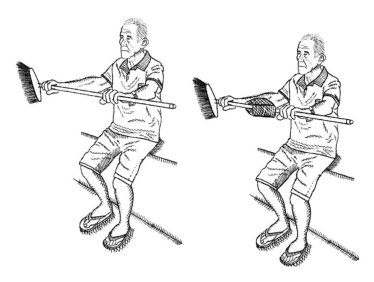

Fonte: ilustrado por Miguel Henrique dos Reis

Figura 30 – Abdução e adução horizontal sem peso para estimular mobilidade, ganho de amplitude de movimento e força

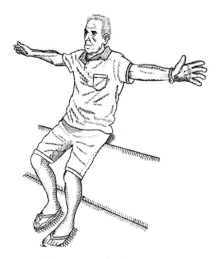

Fonte: ilustrado por Miguel Henrique dos Reis

Figura 31 – Exercício com teraband de abdução do ombro

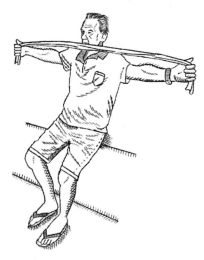

Fonte: ilustrado por Miguel Henrique dos Reis

Figura 32 – Exercício de fortalecimento de bíceps braquial com teraband preso no pé

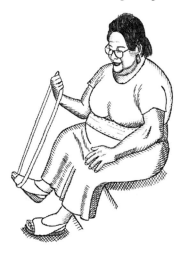

Fonte: ilustrado por Miguel Henrique dos Reis

Figura 33 – Alongamentos dos músculos posteriores de membros inferiores – isquiotibiais e tríceps sural na posição sentado com elástico

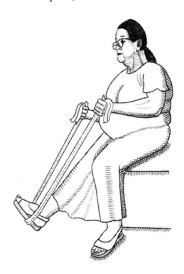

Fonte: ilustrado por Miguel Henrique dos Reis

Figura 34 – Exercício de flexão de joelho e quadril com e sem peso

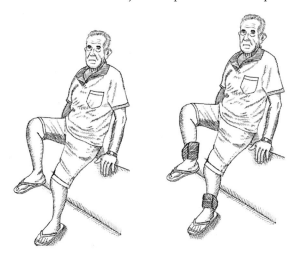

Fonte: ilustrado por Miguel Henrique dos Reis

Figura 35 – Fortalecimento de adutores de quadril com travesseiro entre as pernas

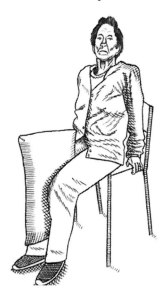

Fonte: ilustrado por Miguel Henrique dos Reis

Figura 36 – Fortalecimento de abdutores de quadril na posição sentado com elástico

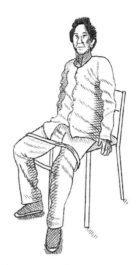

Fonte: ilustrado por Miguel Henrique dos Reis

Figura 37 – Exercício sentado para de pé sem auxílio das mãos

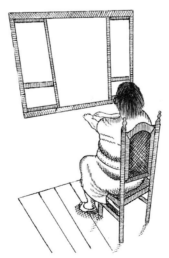

Fonte: ilustrado por Miguel Henrique dos Reis

Figura 38 – Abdução e adução do quadril com transferência de peso

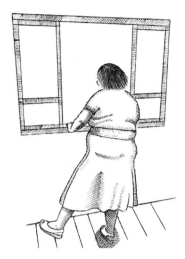

Fonte: ilustrado por Miguel Henrique dos Reis

Figura 39 – Treino de equilíbrio sem segurar no andador

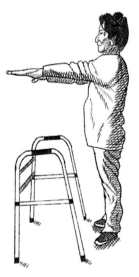

Fonte: ilustrado por Miguel Henrique dos Reis

Figura 40 – Fortalecimento de glúteo máximo e quadríceps e dissociação, transferência e equilíbrio de tronco com o andador

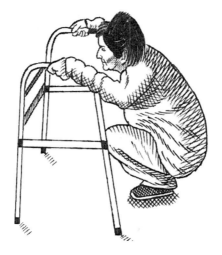

Fonte: ilustrado por Miguel Henrique dos Reis

Figura 41 – Fortalecimento de flexores de quadril e joelho com auxílio do andador

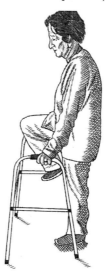

Fonte: ilustrado por Miguel Henrique dos Reis

Figura 42 – Alongamento da cadeia anterior realizando extensão da coluna e treino de equilíbrio

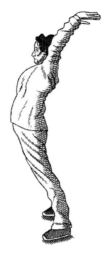

Fonte: ilustrado por Miguel Henrique dos Reis

Figura 43 – Exercícios de flexão e extensão de quadril e joelho na janela

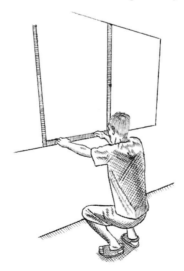

Fonte: ilustrado por Miguel Henrique dos Reis

Figura 44 – Exercícios de abdução e adução do quadril com peso apoiando na cadeira

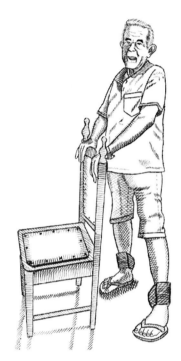

Fonte: ilustrado por Miguel Henrique dos Reis

REFERÊNCIAS

ALMEIDA, M.; FERRARINI, G.; ANDRADE, S. Exercício físico na reabilitação pós-acidente vascular cerebral: revisão de literatura. **Anais do EVINCI - UniBrasil**, v. 8, n. 2, p. 52-52, 2022. Disponível em: https://portaldeperiodicos.unibrasil.com.br/index.php/anaisevinci/article/view/6507. Acesso em: 26 fev. 2023.

OCAMOTO, G. N. **Caracterização da complacência intracraniana e sua resposta à mudança postural em indivíduos na fase crônica do Acidente Vascular Cerebral**. 2022. Tese (Doutorado em Fisioterapia) – Pós-Graduação em Fisioterapia, Universidade Federal de São Carlos,

São Carlos, 2022. Disponível em: https://repositorio.ufscar.br/bitstream/ handle/ufscar/17402/Tese_Gabriela_Nagai_Ocamoto.pdf?sequence=1&isAllowed=y. Acesso em: 26 fev. 2023.

OLIVEIRA, D. C. de *et al.* Dependência funcional e a necessidade de fisioterapia na fase aguda do acidente vascular cerebral. **Revista Fisioterapia & Saúde Funcional**, Fortaleza, v. 6, n. 1, jan.-jul. 2019. Disponível em: https://repositorio.ufc.br/bitstream/riufc/51968/1/2019_art_dcoliveira.pdf#page=44. Acesso em: 4 mar. 2023.

PIASSAROLI, C. A. de P. *et al.* Modelos de Reabilitação Fisioterápica em Pacientes Adultos com Sequelas de AVC Isquêmico. **Revista Neurociências**, v. 20, n. 1, p. 128-137, 2012. Disponível em: https://periodicos.unifesp.br/index.php/neurociencias/article/view/10341. Acesso em: 21 fev. 2023.

SIMÃO, S. S. S. *et al.* Avaliação clínica da relação entre postura, respiração e deglutição em paciente pós-acidente vascular cerebral na fase crônica: relato de caso. **Revista CEFAC**, v. 15, n. 5, p. 1371-1378, 2013. Disponível em: https://www.scielo.br/j/rcefac/a/PgwwDNMv7JstmJdzh8GsJJb/?lang=pt. Acesso em: 26 fev. 2023.

RIBEIRO, T. G. *et al.* A influência do Treinamento orientado à tarefa e fisioterapia convencional na recuperação motora no pós-AVC. **Revista Neurociências**, v. 18, p. 1-15, 2020. Disponível em: Vista do Treinamento orientado à tarefa e fisioterapia convencional na recuperação motora no pós-AVC (unifesp.br). Acesso em: 4 mar. 2023.

SILVA, A. L. *et al.* **Reabilitação em pacientes pós Acidente Vascular Encefálico (AVE)**: uma revisão bibliográfica comparativa entre a fisioterapia convencional e a telerreabilitação. [*S. l.: s. n.*], 2022. Disponível em: https://repositorio.animaeducacao.com.br/bitstream/ANIMA/26471/1/1-%20Grupo%20Ana%20Luiza%20-%20TCC%20fixo.pdf. Acesso em: 26 fev. 2023.

CAPÍTULO 5

EXERCÍCIOS FUNCIONAIS TERAPÊUTICOS NA FASE TARDIA OU CRÔNICA DO AVC

Alice Grazioti Silva Dias
Pedro José Rocha do Carmo e Mello Alves
Miguel Henrique dos Reis
Laila Cristina Moreira Damázio

A reabilitação fisioterapêutica é um processo dinâmico que tem como objetivo principal alcançar altos níveis de aptidão física, cognitiva e social. Nesse sentido, é conveniente uma relação satisfatória entre conceitos de eficácia, eficiência e resultados. Tendo em vista que mais de 30% dos indivíduos que sobrevivem a um AVC apresentam sequelas a nível social, como a falta de autonomia em atividades cotidianas, podemos dizer que os trabalhos que são realizados atualmente, para a recuperação da mobilidade e das condições de vida destes pacientes, apresentam bons resultados (Barbosa *et al.*, 2021).

Muito se sabe acerca da importância de uma equipe multiprofissional durante o tratamento do paciente com sequelas de AVC para atingir altos níveis de excelência em todas as fases da reabilitação, mas os familiares e o próprio paciente apresentam papel fundamental na recuperação das funções. É evidente que, a partir do momento que o paciente acredita em sua melhora, o processo reabilitativo apresenta resultados terapêuticos amplos e duradouros. Assim, o melhor caminho para se alcançar os objetivos desejados está ligado à atuação multiprofissional-paciente-família (Sullivan; Schmitz; Fulk, 1969).

O tratamento na fase tardia do AVC geralmente é feito em casa ou em ambulatórios e ambientes comunitários de reabilitação. Nessa fase, os principais objetivos da fisioterapia devem ser: normalizar o tônus no hemicorpo acometido, treinar as Atividades de Vida Diária (AVD's), treinar a marcha e treinar a memória cinestésica e o reaprendizado motor. A utilização da tecnologia para criar exercícios dinâmicos e eficientes como a realidade virtual para simulação de caminhadas também poderá auxiliar nesta recuperação. Nesse momento da reabilitação é essencial que o terapeuta realize uma reunião com a família mais próxima do paciente para integrá-los ao plano de tratamento, passando todas as instruções do cuidado. O paciente deve ser auxiliado a retornar às atividades na comunidade e às atividades de lazer e de vida diária. Os programas comunitários de condicionamento físico e as atividades aquáticas também demostram melhorar as funções após um AVC. É necessário que aconteçam visitas periódicas para acompanhar o desenvolvimento do paciente (Tripp *et al.*, 2014).

Quanto ao plano de tratamento nessa fase, deve-se atentar a alguns aspectos, como a presença de subluxação do ombro, na qual deverão ser realizados alguns exercícios de fortalecimento dos músculos do manguito rotador, além de mobilizações passivas da articulação, Facilitação Neuromuscular Proprioceptiva (FNP), estimulação elétrica neurofuncional (FES), Bobath e hidroterapia como recursos terapêuticos. As órteses e as bandagens elásticas podem ser utilizadas para auxiliar no posicionamento correto do ombro (Sullivan; Schmitz; Fulk, 1969).

A hidroterapia é uma intervenção fisioterapêutica eficiente nessa fase do tratamento, principalmente para melhora do equilíbrio, força muscular e controle do tônus muscular. O calor afeta o tônus por meio da inibição da atividade tônica. Durante a terapia, a alta temperatura da água na piscina ajuda a aliviar a espasticidade, mesmo temporariamente. Porém, enquanto a espasticidade está diminuída, o fisioterapeuta pode realizar movimentos passivos com maiores amplitudes de movimento, causando menor desconforto para o paciente e possibilitando um maior ganho da amplitude articular. A resposta de redução do tônus ocorre logo após a imersão, facilitando a realização dos alongamentos. As propriedades físicas da água favorecem a movimentação voluntária e a adoção de diversas posturas, facilitando também a realização de alongamento muscular com alívio da dor. Além desses benefícios, a hidroterapia também auxilia na questão emocional do paciente que se sente satisfeito e feliz ao conseguir realizar os exercícios em água (Sullivan; Schmitz; Fulk, 1969).

As mudanças posturais e transferências são importantes intervenções terapêuticas para melhora da independência funcional, como de sentado para a posição ortostática, pedir que o paciente fique de pé tentando manter o equilíbrio por um determinado tempo e gradualmente minimizando o apoio dele. Treinos para as AVD's tradicionais na vida do paciente, preservando as limitações do membro acometido auxiliam no ganho de confiança para independência funcional. Para treinar a marcha, os exercícios nas barras paralelas, subindo e descendo de rampas e degraus auxiliam nesse processo. Também são eficientes os exercícios levantando a perna e estendendo o joelho ao mesmo tempo que realiza o treinamento da marcha para melhora da coordenação motora. Para o treinamento da memória cinestésica, os exercícios sincronizados para membros superiores, exercícios ativos ou ativos-assistidos com bastão, bola e na roldana são eficientes. Para estimular o reaprendizado motor, deve-se solicitar ao paciente que realize os exercícios mentalizando o movimento (Sullivan; Schmitz; Fulk, 1969).

Um paciente acometido por um AVC tem grande perda motora, portanto, os exercícios para melhora e conservação da função motora requerem uma maior atenção do fisioterapeuta. Para trabalhar a força em membros superiores, pode-se utilizar exercícios de flexão e extensão de punho e dedos, com ou sem faixa elástica. Para os membros inferiores, os exercícios de flexão e extensão de joelho, com o paciente sentado em uma cadeira, com e sem peso, fortalecem os músculos da coxa e da perna. O treinamento com a bola Pilates, como o paciente sentado, rolando para frente e para trás e realizando círculos no chão, melhora o controle de tronco. O alongamento dos músculos da panturrilha, em pé ou deitado, auxilia no ganho de flexibilidade e desempenho motor na marcha. O alongamento de quadríceps, em pé ou deitado, também beneficia a flexibilidade de desempenho da marcha. Caso o paciente apresente paresia dos músculos, esses alongamentos podem ser realizados de forma passiva para manter a amplitude de movimento articular. É importante tentar alcançar a amplitude de movimento completa, porém a dor do paciente deve ser considerada e o alongamento deve ser realizado até o máximo que o paciente permitir (Sullivan; Schmitz; Fulk, 1969).

Exercícios que podem ser realizados nessa fase da reabilitação:

Figura 45 – Alongamento dos membros inferiores e fortalecimento e mobilidade dos membros superiores com elástico e bola

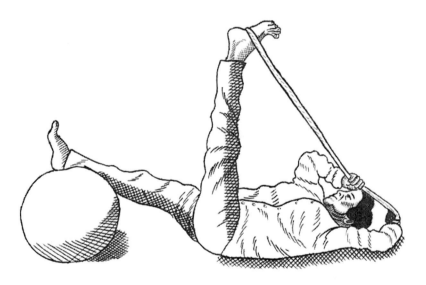

Fonte: ilustrado por Miguel Henrique dos Reis

Figura 46 – Alongamento dos glúteos e da musculatura lombar e mobilidade dos membros superiores

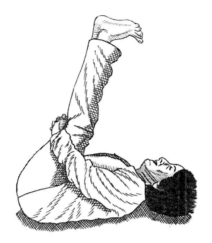

Fonte: ilustrado por Miguel Henrique dos Reis

Figura 47 – Exercício com elástico de abdução do ombro

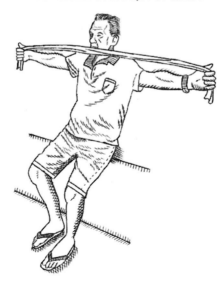

Fonte: ilustrado por Miguel Henrique dos Reis

Figura 48 – Exercício de fortalecimento de bíceps braquial com elástico preso no pé

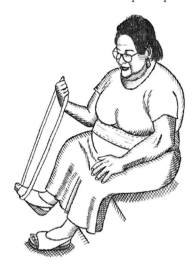

Fonte: ilustrado por Miguel Henrique dos Reis

Figura 49 – Flexão e extensão do ombro segurando uma vassoura

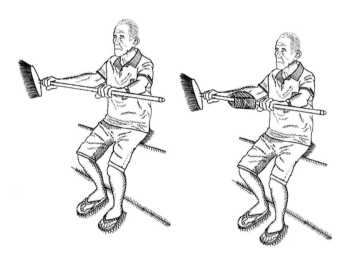

Fonte: ilustrado por Miguel Henrique dos Reis

Figura 50 – Alongamentos dos músculos posteriores de membros inferiores – isquiotibiais e tríceps sural na posição sentado com elástico

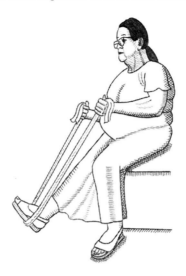

Fonte: ilustrado por Miguel Henrique dos Reis

Figura 51 – Exercício de flexão de joelho e quadril com e sem peso

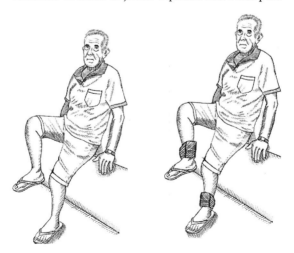

Fonte: ilustrado por Miguel Henrique dos Reis

Figura 52 – Treino de marcha com e sem auxílio (andador) e transferência de sentado para de pé

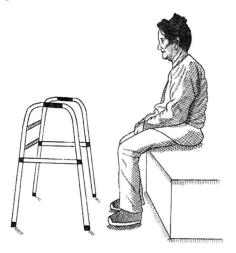

Fonte: ilustrado por Miguel Henrique dos Reis

Figura 53 – Exercícios de flexão e extensão de quadril e joelho na janela

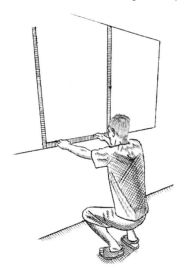

Fonte: ilustrado por Miguel Henrique dos Reis

Figura 54 – Exercícios de abdução e adução do quadril com peso apoiando na cadeira

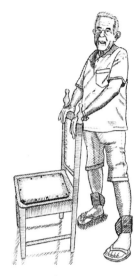

Fonte: ilustrado por Miguel Henrique dos Reis

Figura 55 – Fortalecimento de glúteo máximo e quadríceps e dissociação, transferência e equilíbrio de tronco com o andador

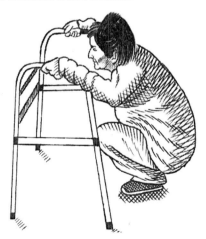

Fonte: ilustrado por Miguel Henrique dos Reis

Figura 56 – Fortalecimento de flexores de quadril e joelho com auxílio do andador

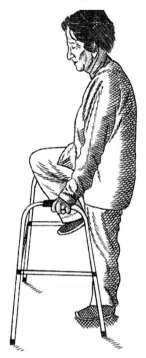

Fonte: ilustrado por Miguel Henrique dos Reis

REFERÊNCIAS

SULLIVAN, S. B. O.; SCHMITZ, T. J.; FULK, G. D. **Fisioterapia**: avaliação e tratamento. 6. ed. São Paulo: Editora Manole, 2017.

TRIPP, F; CRACÓVIA, K. Efeitos de uma abordagem de terapia aquática (Halliwick-Therapy) na mobilidade funcional em pacientes com AVC subagudo: um ensaio clínico randomizado. **Reabilitação clínica**.; v. 28, n. 5, p. 432-439, 2014. Disponível em: https://journals.sagepub.com/doi/10.1177/0269215513504942. Acesso em: 24 out. 2023.

BARBOSA, A. M. L.; PEREIRA, C. C. M.; MIRANDA, J. P. R.; RODRIGUES, J. H. L.; CARVALHO, J. R. O.; RODRIGUE, A. C. E. Perfil epidemiológico dos pacientes internados por acidente vascular cerebral no nordeste do Brasil. **Revista Eletrônica Acervo Saúde**, v. 13, n. 1, p. e5155, 2021. Disponível em: https://doi.org/10.25248/reas.e5155.2021. Acesso em: 24 out. 2023.

CAPÍTULO 6

PERSPECTIVAS TERAPÊUTICAS NO AVC

Bianca de Paula Pires Nascimento
Bruna Eduarda Moreira Gonçalves
Camila Helora Neves Silva
Leonardo Antonio Jaques Resende
Marluana Mercês de Carvalho
Laila Cristina Moreira Damázio

Neste capítulo serão vistas técnicas e abordagens que estão em evidência na área fisioterapêutica para tratamento de pacientes com AVC.

O AVC é um distúrbio neurológico focal que tem duração superior a 24 horas, sendo que até seis meses é considerado um estágio agudo e duração superior a esse período, um estágio crônico. Ele pode ser classificado como isquêmico, quando uma área cerebral é privada de oxigênio, ou como hemorrágico, quando ocorre o rompimento de um vaso sanguíneo, o que pode causar lesões celulares. Essas lesões podem causar deficiências motoras, sensitivas, cognitivas, perceptivas e de linguagem. Com isso, os déficits residuais são um risco para aumento de quedas e, consequentemente, das internações em asilos e hospitais.

A fisioterapia é muito importante na reabilitação dos pacientes acometidos por AVC. O principal objetivo da fisioterapia é na prevenção de disfunções e na reabilitação das desordens neuropsicomotoras, visando proporcionar uma melhor qualidade de vida e maior grau de liberdade para os pacientes. Para a elaboração do tratamento fisioterapêutico adequado, deve-se realizar uma avaliação completa do paciente. O tratamento é feito com utilização da cinesioterapia, posicionamento adequado, manuseio correto, crioterapia, hidroterapia, aplicações de técnicas, dentre outros.

Dentre as técnicas fisioterapêuticas, a Facilitação Neuromuscular Proprioceptiva (FNP) tem tido grande destaque em sua eficácia. Seu objetivo é promover ganho da funcionalidade por meio da facilitação, fortalecimento e relaxamento dos grupos musculares, utilizando contrações e resistência. Por meio de estímulos, os neurônios reagem ao mesmo tempo, transmitindo impulsos para o lado oposto via conexões. Assim, ocorre uma irradiação de estímulos, fazendo com que os neurônios do outro lado sejam facilitados, iniciando o esboço de contrações do lado hemiplégico.

O FNP é uma abordagem fisioterapêutica que utiliza os vários planos de movimento e demonstra melhora funcional a partir de informações cutâneas, auditivas e proprioceptivas. A partir da ativação dos órgãos receptores nos músculos e nos tendões, do aumento dos reflexos posturais e do favorecimento da contração muscular, tem-se uma consequente melhora da força, coordenação, equilíbrio, flexibilidade, alívio das dores, aumento das amplitudes articulares, da resistência muscular e da coordenação e com a reeducação muscular são aprimoradas as funções motoras. Os padrões dos exercícios dessa abordagem possuem uma direção diagonal, destacando o treino funcional na estabilidade do tronco. Esses padrões e técnicas do FNP facilitam o controle muscular central que aprimora o equilíbrio estático e dinâmico, afetando diretamente na marcha, sobretudo na velocidade dela. Assim, pode-se concluir que o FNP é uma abordagem eficaz para pacientes com AVC, uma vez que alterações no equilíbrio e na marcha são os sinais mais comuns no estágio crônico devido à postura assimétrica obtida pelas entradas sensoriais prejudicadas.

A Realidade Virtual (RV) traz como proposta a interação dos pacientes com objetos virtuais em um ambiente simulado, por meio de movimentos corporais, seja de apenas um segmento ou global, ou por meio de interfaces táteis. Esses exercícios podem ser realizados com sistemas como Kinect, para Xbox, Nintendo ou Playstation. A abordagem da RV amplia o aprendizado motor e a neuroplasticidade durante a reabilitação, o que traz melhora nas atividades funcionais. Com a ajuda de um exame de ressonância magnética foi possível encontrar resultados de reorganização do córtex sensório-motor.

A RV é utilizada na recuperação de pacientes com AVC para a melhora da função cognitiva, para o controle postural e para o equilíbrio, com melhora da qualidade de vida e Atividades de Vida Diária (AVD's). Vale ressaltar que é necessário analisar cada caso individualmente para definir a duração de cada sessão e quantidade delas e a evolução da intervenção, uma vez que alguns autores dizem ser benéfica quando associada a terapias convencionais.

Outra proposta complementar aos exercícios é a Interface Cérebro Máquina (IMC) que possibilita contornar a interrupção do sistema motor, impondo sinais neurológicos contingentes relacionados à atividade motora. O IMC reforça a atividade cerebral ipselesional, melhorando a função proprioceptiva do membro lesado, o que ocasiona na reorganização dos conjuntos somatossensoriais e motores contralesionados e ipselesionados, bem como dos circuitos motores relacionados à conexão eferente e aferente que apoiam o restabelecimento parcial da neurofisiologia original. Além disso, a IMC demonstrou que pacientes humanos com insultos neurológicos graves podem melhorar as funções dos membros paralisados por meio do controle aprendido de dispositivos externos (Caria *et al.*, 2019).

A Terapia de Espelho (TE) é um tratamento alternativo acessível para melhorar a execução motora de pacientes submetidos à reabilitação da hemiplegia após o AVC. Com a visão contínua do espelho, estimulou-se o núcleo motor primário do cérebro e, consequentemente, o córtex pré-motor, região em que há a presença de neurônios-espelhos, promovendo a neuroplasticidade e contribuindo para a reformulação de conexões neurais, retomando funções acometidas pela doença. Foi verificado melhoria do desempenho motor em sujeitos com AVC.

A estimulação visual e somatossensorial pode induzir à reorganização neural e incentivar a restauração da função motora. Além disso, na TE, os pacientes realizam treinamento motor bilateral de maneira assistida ou ativa. O retorno visual do reflexo pode favorecer o lado afetado e ajudar na restauração dos movimentos. Vários estudos apontam os benefícios da TE para melhora da capacidade motora, principalmente dos Membros Superiores (MMSS), tanto no período agudo do AVC, quanto no crônico.

A TE, quando executada em conjunto aos treinos bilaterais, pode oferecer treinamento de atividades bimanuais, tornando-se um grande auxílio na terapia de pacientes pós-AVC. Em suma, é possível melhorar efetivamente o desempenho motor, em destaque dos MMSS e face, e aumento da aptidão para realização de tarefas cotidianas no pós-AVC, por meio da cooperação entre os dois lados do corpo para as funções do tronco e as atividades do dia a dia.

O AVC gera inúmeros acometimentos de muitas áreas e existem muitas opções de tratamento para diminuir os efeitos das suas sequelas. A fisioterapia proporciona técnicas e métodos de tratamento que atuam nas áreas que foram acometidas, um exemplo é a hidroterapia. A hidroterapia é um recurso terapêutico que pode ser realizado de forma individual ou coletiva, em piscina coberta e aberta, tendo como finalidade o tratamento e a reabilitação de pacientes das mais variadas especialidades, por meio de técnicas com exercícios específicos aplicados dentro da água. A hidroterapia é a junção de exercícios específicos aquáticos com a terapia física indicada para diversas patologias. Essa técnica de tratamento tem como objetivos, a promoção do relaxamento muscular, autoestima e autoconfiança. Quando realizada em grupo, promove a socialização, diminui os níveis de isolamento, ansiedade, depressão e até mesmo raiva. A água aquecida, tendo a variação de 30-34 °C, auxilia na diminuição da tensão e da dor muscular e aumenta o relaxamento. Além ser um ambiente confortável, ainda há a redução de espasticidade, que se dá pelo calor da água, o que melhora a amplitude de movimento.

Os programas de condicionamento físico para a melhora do equilíbrio e funcionalidade da marcha também são intervenções que têm obtido muito sucesso em pacientes com AVC. As alterações no equilíbrio são um dos principais problemas em indivíduos com sequelas após o AVC, por aumentar o risco de quedas. O protocolo de condicionamento físico composto por atividades aeróbicas, como bicicleta ergométrica e esteira, juntamente com exercícios de fortalecimento de membros inferiores, tem promovido mudanças no desempenho da marcha e influência significativa no equilíbrio dos indivíduos com sequelas após o AVC.

Outro recurso para tratamento do AVC se dá por meio do treinamento da marcha, condicionamento cardiorrespiratório e muscular. Desde a década de 1980, tem-se dado maior importância à aprendizagem motora que propõe a prática de atividades físicas com feedback adequado. O tratamento do paciente acometido tem início com a fisioterapia convencional, em que aos poucos outras técnicas são propostas e usadas, como o desempenho da marcha, visto que muitos têm dificuldade de deambular. Alguns exemplos que podem ser mencionados são: caminhada em esteira, com ou sem suspensão de peso corporal, treinamento aeróbico e fortalecimento muscular. Essas técnicas têm como objetivo a melhora do desempenho funcional da marcha, além de contribuírem para uma melhora na capacidade física.

A esteira com suspensão de peso corporal tem sido bastante usada para a recuperação da função locomotora após um AVC, e esse treinamento tem dois principais fundamentos neurofisiológicos, sendo um, a melhora da modulação do reflexo da marcha, e o outro, o treinamento locomotor após grande volume de repetições da tarefa.

A capacidade aeróbica de pacientes que foram acometidos com AVC é diminuída consideravelmente, com valores que variam de 50 a 70% do esperado ao se comparar com os indivíduos saudáveis da mesma idade. Esse decréscimo da aptidão física se dá por diversos fatores, tais como comorbidades cardiovasculares associadas ao AVC, imobilidade e diminuição da capacidade de locomoção. Estudos já relataram que o treinamento visando o condicionamento cardiopulmonar diminui a Frequência Cardíaca de Repouso (FCrepouso), além de diminuir o consumo de energia durante um teste de esforço. O principal objetivo dos programas de treinamento aeróbico é a melhora da aptidão cardiopulmonar, que está consideravelmente reduzida em pacientes com hemiparesia.

Um comprometimento comum que costuma ocorrer após o AVC é a fraqueza muscular. As características da força muscular que segue após o AVC incluem redução no torque isométrico e isocinético, além de lentidão para gerar o torque. A inabilidade para gerar o torque demonstrou estar relacionada com o desempenho em diversas tarefas funcionais, tais como transferências, levantar-se a partir de sentado, velocidade da marcha e desempenho ao subir escadas, sugerindo que o treinamento ocasione melhora na força e desempenho funcional.

Existem estudos que mostram que o fortalecimento muscular apresenta benefícios na reabilitação de indivíduos após AVC. Os estudos detalham protocolos de fortalecimento muscular para membros inferiores com exercícios isocinéticos e isotônicos. Os protocolos geralmente usados são comparados a programas de treinamento para idosos, ou seja, exercícios com carga de no mínimo 50% da máxima, com 8-12 repetições.

Por fim, a análise das diversas formas de tratamento indica que a intervenção precoce é fundamental para mitigar as sequelas e garantir maior independência e qualidade de vida aos indivíduos. Sendo assim, os tratamentos abordados possuem indícios de eficácia e colaboram com a melhora funcional quando devidamente aplicados.

REFERÊNCIAS

CARIA, A. *et al.* Brain–machine interface induced morpho-functional remodeling of the neural motor system in severe chronic stroke. **Neurotherapeutics**, v. 17, n. 2, p. 635-650, 4 dez. 2019.

SOBRE OS AUTORES

Alaísa Christian de Aguiar
Graduanda do Curso de Fisioterapia do Centro Universitário Presidente Tancredo de Almeida Neves (Uniptan/Afya).
Orcid: 0009-0008-2685-7770

Alice Grazioti Silva Dias
Graduanda do Curso de Fisioterapia do Centro Universitário Presidente Tancredo de Almeida Neves (Uniptan/Afya).
Orcid: 0009-0008-7320-369X

Allison Luiz da Silva
Graduando do Curso de Medicina do Centro Universitário Presidente Tancredo de Almeida Neves (Uniptan/Afya).
Orcid: 0009-0009-7269-1983

Ana Lívia Teixeira
Graduanda do Curso de Fisioterapia do Centro Universitário Presidente Tancredo de Almeida Neves (Uniptan/Afya).
Orcid: 0000-0001-9204-5510

Bianca de Paula Pires Nascimento
Graduanda do Curso de Fisioterapia do Centro Universitário Presidente Tancredo de Almeida Neves (Uniptan/Afya).
Orcid: 0009-0003-0257-0808

Bruna Eduarda Moreira Gonçalves

Graduanda do Curso de Fisioterapia do Centro Universitário Presidente Tancredo de Almeida Neves (Uniptan/Afya).
Orcid: 0009-0009-2378-6732

Camila Helora Neves Silva

Graduanda do Curso de Fisioterapia do Centro Universitário Presidente Tancredo de Almeida Neves (Uniptan/Afya).
Orcid: 0009- 0001-9964-1187

Eduarda Rufino de Almeida

Graduanda do Curso de Fisioterapia do Centro Universitário Presidente Tancredo de Almeida Neves (Uniptan/Afya).
Orcid: 0009-0004-8729-102X

Graciele de Cassia Sandim

Graduanda do Curso de Fisioterapia do Centro Universitário Presidente Tancredo de Almeida Neves (Uniptan/Afya).
Orcid: 0000-0002-3766-069X

Laila Cristina Moreira Damázio

Orientadora e professora do curso de medicina da Universidade Federal de São João Del-Rei – UFSJ/Campus Dom Bosco. Professora do Curso de Fisioterapia e Medicina do Centro Universitário Presidente Tancredo de Almeida Neves – Uniptan/Afya. Professora do curso de Fisioterapia do Centro Universitário Presidente Antônio Carlos – Unipac/Barbacena. Supervisora do Estágio de Fisioterapia Neurofuncional da Unipac/Barbacena. Professora e Orientadora no Programa de Pós-Graduação em Residência Médica de Clínica Médica Universidade Federal de São João del-Rei – UFSJ.
Orcid: 0000-0001-7370-8892

Leonardo Antonio Jaques Resende

Graduando do Curso de Fisioterapia do Centro Universitário Presidente Tancredo de Almeida Neves (Uniptan/Afya).
Orcid: 0009-0009-0151-332X

Marluana Mercês de Carvalho

Graduanda do Curso de Fisioterapia do Centro Universitário Presidente Tancredo de Almeida Neves (Uniptan/Afya).
Orcid: 0000-0002-0789-3599

Maria Fernanda Martins de Souza

Graduanda do Curso de Fisioterapia do Centro Universitário Presidente Tancredo de Almeida Neves (Uniptan/Afya).
Orcid: 009-0009-5806-8941

Miguel Henrique dos Reis

Graduando do Curso de Medicina do Centro Universitário Presidente Tancredo de Almeida Neves (Uniptan/Afya).
Orcid: 0000-0003-2962-1647

Nhattyele das Graças Silva

Graduanda do Curso de Fisioterapia do Centro Universitário Presidente Tancredo de Almeida Neves (Uniptan/Afya).
Orcid: 0009-0000-4873-4597

Pedro José Rocha do Carmo e Mello Alves

Graduando do Curso de Fisioterapia do Centro Universitário Presidente Tancredo de Almeida Neves (Uniptan/Afya).
Orcid: 0009-0003-3998-7092

Priscilla Moura de Oliveira

Graduanda do Curso de Medicina do Centro Universitário Presidente Tancredo de Almeida Neves (Uniptan/Afya).

Orcid: 0009-0004-9669-0153

Tatiana Maria Rios Moraes

Graduanda do Curso de Fisioterapia do Centro Universitário Presidente Tancredo de Almeida Neves (Uniptan/Afya).

Orcid: 0009-0003-7201-0283

Vitor Gabriel de Paiva

Graduando do Curso de Fisioterapia do Centro Universitário Presidente Tancredo de Almeida Neves (Uniptan/Afya).

Orcid: 0009-0008-2655-8666

Ilustrador
Miguel Henrique dos Reis

Graduando do Curso de Medicina do Centro Universitário Presidente Tancredo de Almeida Neves (Uniptan/Afya).

Orcid: 0000-0003-2962-1647